BEI GRIN MACHT SICH IHR WISSEN BEZAHLT

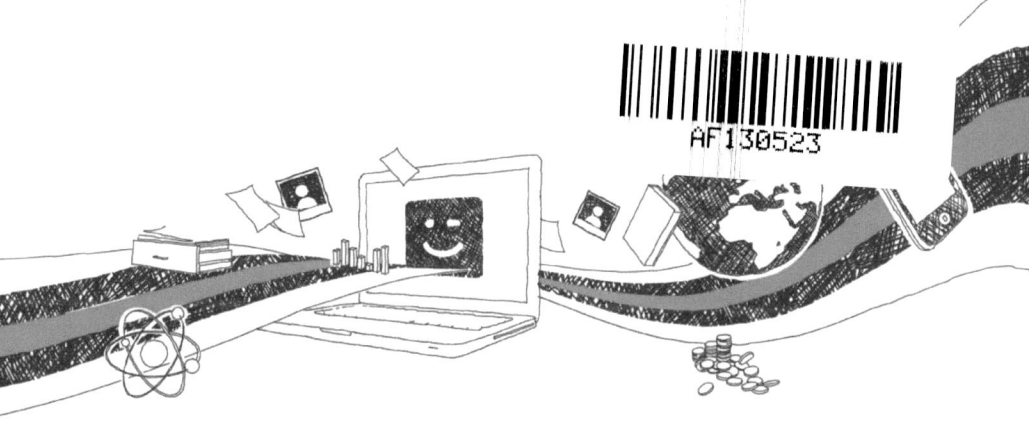

- Wir veröffentlichen Ihre Hausarbeit,
  Bachelor- und Masterarbeit

- Ihr eigenes eBook und Buch -
  weltweit in allen wichtigen Shops

- Verdienen Sie an jedem Verkauf

Jetzt bei www.GRIN.com hochladen
und kostenlos publizieren

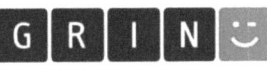

Alkoholkonsum im Erwachsenenalter in Deutschland

Nancy Kolling

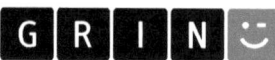

Bibliografische Information der Deutschen Nationalbibliothek:

Die Deutsche Nationalbibliothek verzeichnet diese Publikation in der Deutschen Nationalbibliografie; detaillierte bibliografische Daten sind im Internet über http://dnb.d-nb.de abrufbar.

ISBN: 9783346501387
Dieses Buch ist auch als E-Book erhältlich.

Druck und Bindung: Books on Demand GmbH, Norderstedt Germany
Gedruckt auf säurefreiem Papier aus verantwortungsvollen Quellen

Das vorliegende Werk wurde sorgfältig erarbeitet. Dennoch übernehmen Autoren und Verlag für die Richtigkeit von Angaben, Hinweisen, Links und Ratschlägen sowie eventuelle Druckfehler keine Haftung.

Das Buch bei GRIN: https://www.grin.com/document/1128223

Universität Bielefeld

Fakultät für Gesundheitswissenschaften

Weiterbildender Fernstudiengang „Master of Health Administration"

1. Studienbegleitende Prüfung:

Hausarbeit zum Thema

Alkoholkonsum im Erwachsenenalter

Eingereicht von:

Nancy Kolling

6. September 2019

Aus Gründen der besseren Lesbarkeit wurde in der vorliegenden Arbeit hauptsächlich das Maskulinum für bestimmte Begriffe, Personen sowie Personengruppen verwendet. Eine Diskriminierung ist mit dieser Schreibweise keinesfalls beabsichtigt.

Inhaltsverzeichnis

1 Einleitung

Obwohl nur die Hälfte der globalen Bevölkerung Alkohol trinkt, zählt der schädliche Konsum dieser berauschenden Substanz nach Angaben der Weltgesundheitsorganisation (WHO) zu den Hauptrisikofaktoren für die Entstehung von Krankheiten sowie vorzeitiger Sterblichkeit (Anderson, Møller & Galea, 2012, S. 1; WHO, 2018, S. 24). So waren im Jahr 2016 z. B. rund 3 Millionen Todesfälle weltweit, auf riskanten Alkoholkonsum zurückzuführen (WHO, 2018, S. 63).

Wenngleich die Alkohol-Trinkmengen hierzulande in den vergangenen Jahren deutlich zurückgegangen sind, gehört Deutschland im europäischen Vergleich dennoch zu den Ländern mit einem überdurchschnittlich hohen Konsum an reinem Alkohol (Lenge, Manz, Rommel, Schienkiewitz & Mensink, 2016, S. 2). Am beliebtesten sind dabei Getränke, wie Bier mit einem Verzehr von 94,2l, gefolgt von 20l Wein sowie 5,4l Spirituosen und 3,4l Schaumwein (Destatis, 2019).

Während Abstinenzler häufig ihren Verzicht erklären müssen, findet das Trinken alkoholischer Getränke gesamtgesellschaftlich eine hohe Akzeptanz und wird als legitimer Bestandteil des sozialen Lebens unter Erwachsenen regelrecht zelebriert. Bier und Wein als deutsches Kulturgut dürfen auf keiner Feier fehlen. Dabei kann riskanter Alkoholkonsum aufgrund von Rauschzuständen oder auch starker Abhängigkeit schwerwiegende individuelle sowie gesellschaftliche Folgen haben.

Ziel der Arbeit ist es festzustellen, ob es einen erhöhten Handlungsbedarf im Sinne präventiver Maßnahmen zum Schutz vor übermäßigen Alkoholkonsum sowie dessen Folgen gibt. Dazu ist es notwendig, herauszuarbeiten, wie sich das Trinkverhalten in der deutschen Erwachsenen-Bevölkerung im Hinblick auf verschiedene Indikatoren gestaltet und welche Auswirkungen ein riskanter bzw. schädigender Alkoholkonsum bei Betroffenen auf gesundheitlicher, sozialer sowie gesellschaftlicher und volkswirtschaftlicher Ebene hat. Des Weiteren ist darzulegen, welche gesundheitspolitischen Maßnahmen bereits unternommen werden, um der bestehenden Problemlage entgegenzuwirken, und welche Zielgruppen möglicherweise dabei mehr Beachtung finden sollten.

Die in der vorliegenden Arbeit beschriebenen Daten und Fakten sind auf der Basis umfangreicher Literaturrecherche auf Datenbanken renommierter Aufklärungs- und Forschungsin-
stitute wie des Robert Koch-Institutes (RKI), des Statistischen Bundesamtes (Destatis), der
Bundeszentrale für gesundheitliche Aufklärung (BZgA) sowie weiterer wissenschaftlicher
Fachliteratur erfolgt.

Im anschließenden Kapitel werden zunächst die Begriffe riskanter und schädlicher Alkoholkonsum, Rauschtrinken sowie Alkoholabhängigkeit erklärt. Der darauffolgende Stand der
Forschung soll auf der Basis epidemiologischer Daten einen Überblick über das Trinkverhalten der deutschen Erwachsenen-Bevölkerung vermitteln. Beachtet werden hier vor allem
relevante Variablen, wie das Alter, das Geschlecht und der sozioökonomische Status. Die
Folgen eines riskanten Alkoholkonsums auf individueller und gesellschaftlicher Ebene, auf
gesundheitlicher, sozialer und wirtschaftlicher Ebene, welche ebenso im 3. Kapitel themati-
siert werden, sollen die Wichtigkeit von Prävention auf diesem Gebiet unterstreichen. The-
oretische Erklärungsversuche mit Hilfe wissenschaftlicher Theorien und Modelle geben zudem Aufschluss über die Entstehung einer Alkoholabhängigkeit und identifizieren mögliche
Determinanten dafür. Die vorherigen Abschnitte dienen der Entwicklung von Handlungsanweisungen im Kapitel 4. Hier werden politische und gesundheitswissenschaftliche Hand-
lungsfelder in der Verhältnis- und Verhaltensprävention erläutert sowie zwei bereits bestehende Best Practice Projekte beschrieben. In Hinblick auf Zielgruppenspezifische Prävention deuten die dargelegten Fakten auf zwei Gruppen hin, welche zum einen besonders ge-
fährdet sind und zum anderen in der Alkoholprävention aus Sicht der Verfasserin nicht aus-
reichend beachtet werden. Insbesondere die Gruppe der Senioren wird im Rahmen der Entwicklung von Handlungsanweisungen näher beschrieben und es werden einige Lösungsan-
sätze formuliert. Auch wird auf die Berufstätigen verwiesen, da es in der Arbeitswelt häufig
zu schwerwiegenden Folgen riskanten Trinkens kommt. Die Arbeit schließt ab mit einem
Ausblick und Fazit, in dem die vorliegenden Fakten kurz wiederholt und Hinweise auf nötige
Forschungsfelder aufgezeigt werden, um die Thematik besser zu beleuchten.

2 Alkohol und Alkoholabhängigkeit

Reiner Alkohol (chemische Bezeichnung: Äthanol) ist ein Zellgift, welches sich schädigend auf alle Körperzellen sowie Organe auswirken kann (BZgA, 2019b; DGE, 2019).

Äthanol ist in zahlreichen Getränken enthalten und wird je nach Gewicht und Geschlecht des Konsumierenden sowie der zuvor aufgenommenen Nahrungsmenge, unterschiedlich schnell vom Körper verarbeitet. Alkohol ist eine psychoaktive Substanz, die insbesondere die Bereiche im Gehirn, welche die Emotionen und das Bewusstsein steuern beeinflusst (DHS, 2017b, S. 9).

Entsprechend der Konsummenge hat dies zunächst erwünschte (z. B. Entspannung) und bei gesteigerter Trinkmenge unangenehme bzw. bedrohliche Rauschzustände (z. B. Konzentrations-, Bewegungskoordinations- und Sprachstörungen oder aggressives Verhalten) bis hin zu schweren Alkoholintoxikationen zur Folge (Ladewig, 2002, S. 51; DHS, 2017b, S. 9). Da Alkohol ein Suchtmittel ist, besteht die Gefahr, bei riskantem Trinkverhalten u. a. in eine Abhängigkeit zu geraten. Allerdings lassen sich hierfür, aufgrund unterschiedlicher Verträglichkeiten keine allgemeingültigen Referenzwerte definieren (Seitz et al., 2013, S. 11). Die nachfolgenden Grenzwerte können dementsprechend nur der Orientierungshilfe dienen (DHS, 2017b, S. 15). Um die Begriffe riskanter Alkoholkonsum, schädlicher Alkoholkonsum, Rauschtrinken und Alkoholabhängigkeit voneinander abzugrenzen, werden diese anschließend erläutert.

Ein riskanter Alkoholkonsum richtet sich nach der jeweiligen Alkohol-Trinkmenge und liegt vor, wenn der Schwellenwert an getrunkenem reinem Alkohol/Tag von 12 g bei Frauen und 24 g bei Männern überschritten wird (Kreider & Rummel, 2018, S. 2). Dabei kommt es nicht nur auf die Trinkmengen, sondern auch auf die Trinkhäufigkeit an. Demnach korreliert ein regelmäßiger Verzehr oberhalb der angegebenen Referenzwerte deutlich mit einem erhöhten Morbiditäts- sowie Mortalitätsrisiko (Anderson et al., 2012, S. 5). Neben der Einhaltung der Grenzwerte wird empfohlen, zwei bis drei alkoholfreie Tage/Woche einzuhalten (Rummel & Kreider, 2018, S. 2).

Ein täglicher Alkoholkonsum von 40 g bei Frauen und 60 g bei Männern wird als schädlicher Alkoholkonsum bzw. Alkoholmissbrauch bezeichnet (Fachverband Sucht e. V., 2019).

Im weltweit gültigen Diagnosesystem ICD -10 ist Alkoholmissbrauch als Krankheit klassifiziert und wird gemessen an der Schädigung der psychischen sowie physischen Gesundheit des Betroffenen (Fachverband Sucht e. V., 2019). Dieses Krankheitsbild ist jedoch abzugrenzen von einer Alkoholsucht.

Auch beim Rauschtrinken (auch Binge-Drinking genannt) liegt eine deutliche Überschreitung der Referenzwerte vor (BZgA, 2019c). Wenn mindestens einmal im Monat eine Menge von 60 g reinem Alkohol und mehr konsumiert wird, bezeichnet man dies als Rauschtrinken (Lange, Manz & Kunz, 2017, S. 75). Dabei wird in kurzer Zeit möglichst viel Alkohol konsumiert mit dem Ziel betrunken zu werden (BZgA, 2019c). Das unkontrollierte Trinken kann zu einer akuten Intoxikation führen, welche u. a. gekennzeichnet ist durch Bewusstseins-, Wahrnehmungs-, Verhaltensstörungen sowie signifikanten kognitiven Beeinträchtigungen. Es kann je nach konsumierter Menge zu weiteren Komplikationen wie Krampfanfällen, Delir, Trauma, Aspiration von Erbrochenem und weiteren schweren gesundheitlichen Schäden führen (DIMDI – Deutsches Institut für Medizinische Dokumentation und Information, 2018).

Im ICD-10 Krankheitskatalog ist Alkoholsucht/Abhängigkeit (auch chronischer Alkoholismus) als Abhängigkeitssyndrom definiert. Aus riskantem Alkoholkonsum kann sich allmählich eine Abhängigkeit entwickeln. Die DHS weist darauf hin, dass der Grat zwischen Genusskonsum und Alkoholsucht außerordentlich schmal ist. Begründet wird dies u. a. mit der gesellschaftlichen Akzeptanz bis hin zur Betrunkenheit (DHS, 2018b, S. 2). Eine Alkoholsucht zeigt Symptome auf kognitiver, physischer sowie psychischer Ebene, ausgelöst durch wiederholten Substanzgebrauch. Bezeichnend dafür sind beispielsweise die Entwicklung einer sogenannten Toleranz, die Gewöhnung des Körpers an Trinkmengen und die daraus folgende Steigerung des Konsums. Dies bedingt ein starkes Verlangen des Betroffenen erneut zu trinken. Alkoholiker haben Schwierigkeiten den Konsum zu kontrollieren und trinken trotz schädlicher Effekte weiter (DIMDI, 2018). Um die Diagnose eines Abhängigkeitssyndroms stellen zu können, müssen nach dem ICD-10- Katalog mindestens 3 der genannten Kriterien innerhalb der letzten 12 Monate aufgetreten sein (Lindenmeyer, 2016, S. 7).

In welcher Ausprägung Alkoholabhängigkeit, -missbrauch, riskanter Konsum in der Erwachsenenbevölkerung vorkommen, wird nachfolgend mit Hilfe epidemiologischer Daten dargelegt.

3 Stand der Forschung

Dieses Kapitel soll über die Erkenntnisse der Wissenschaft in der vorliegenden Problematik informieren und Hinweise auf die Notwendigkeit der Entwicklung von Handlungsanweisungen für Alkoholprävention geben.

3.1 Empirische Daten zum Alkoholkonsum

Wie sich das Trinkverhalten der Erwachsenen in Bezug auf Genderverteilung, sozioökonomischem Status, Alter sowie anderen Determinanten, wie z. B. das Rauchen, verhält, wird nachfolgend auf Basis des Gesundheitsmonitorings, durchgeführt durch das Robert Koch-Institut, dargelegt. Grundlage des Gesundheitsmonitorings ist die „Studie zur Gesundheit Erwachsener in Deutschland" (DEGS & DEGS 1). Hier wurden Daten Erwachsener im Alter von 18-79 Jahren in den Jahren 2008-2011 erhoben und mit den Befunden der ersten DEGS-Welle verglichen.

Demnach haben die Alkoholtrinkmengen reinen Alkohols pro-Kopf seit 1991 (14,5l) bis 2014 (11,6l) stetig abgenommen (Lange et al., 2016, S.15).

Ausgehend von den Befunden der DEGS 1 Studie zeigt sich, dass Männer mit einer Prävalenz von 18,5% im Vergleich zu den Frauen mit 13,1% signifikant mehr Alkohol in riskanten Mengen verzehren (Lange et al., 2016, S. 10). Hinsichtlich der Altersstruktur wird deutlich, dass mit zunehmendem Alter der Alkoholkonsum bei den Männern stetig zunimmt. Somit weisen Männer in der Gruppe der 18-29-Jährigen die geringste Prävalenz und Männer der Altersgruppe 60-69 die höchste Prävalenz riskanten Alkoholkonsums auf. Dem gegenüber verhält sich das Trinkverhalten in Bezug auf die Altersstruktur der Frauen ganz anders. In den Altersgruppen der 30-39-Jährigen sowie der 70-79-Jährigen wird weniger Alkohol in riskanten Mengen getrunken, wohingegen die Gruppe der 50-59-Jährigen die höchste Prävalenz aufweist (ebd., S. 10). Auch in Bezug auf den sozioökonomischen Status zeigen sich Unterschiede zwischen den Geschlechtern. Während es bei den Männern keine wesentlichen Unterschiede im Trinkverhalten nach Statusgruppen gibt, macht die DEGS-Studie deutlich, dass insbesondere Frauen aus gut situierten Verhältnissen signifikant mehr Alkohol konsumieren als Frauen mit niedrigem sowie mittlerem sozialen Status. Des Weiteren besteht sowohl bei Männern als auch bei Frauen eine starke Korrelation zwischen dem Rauchverhalten und riskantem Alkoholkonsum (ebd., S. 11).

Demzufolge trinken Raucherinnen und Raucher signifikant häufiger Alkohol in riskanten Mengen als Nichtraucherinnen und Nichtraucher (Lange et al., 2016, S. 11).

Eine weitere Studie, die sich u. a. mit dem Alkoholkonsum in der deutschen Erwachsenen-bevölkerung im Alter von 18-64 Jahren auseinandersetzt, ist der epidemiologische Suchtsur-vey. Hier wurden Probanden einer repräsentativen Stichprobe zu ihrem Substanzkonsum in den letzten 30 Tagen befragt. Dabei wurden nicht nur die Trinkmengen, sondern auch die Prävalenz riskanten Alkoholkonsums sowie des Rauschtrinkens erfasst (Gomes de Matos, Atzendorf, Kraus & Piontek, 2016, S. 271). Aktuelle Ergebnisse aus der Erhebung 2015 bestätigen die Erkenntnisse aus dem Gesundheitsmonitoring.

So zeigt auch diese Untersuchung, dass die Prävalenz des Trinkens bei den Männern höher ist als bei den Frauen. Insgesamt berichteten 72,5% der Befragten, in den letzten 30 Tagen Alkohol getrunken zu haben (Gomes de Matos et al., 2016, S. 273 f.). Zudem gaben 21,4% der Probanden an, Alkohol in riskanten Mengen zu sich genommen zu haben, und 35,0% berichteten von mindestens einer Episode des Rauschtrinkens im selben Zeitraum. Anzei-chen für einen problematischen Alkoholkonsum gab es nach eigenen Angaben bei 28,3% der Männer und 9,6% der Frauen. Hochgerechnet auf die Gesamtbevölkerung ergibt dies absolute Zahlen von 7,28 Millionen bei den Männern und 2,34 Millionen bei den Frauen (ebd.).

Beide beschriebenen Studien weisen eine hohe Prävalenz des Alkoholkonsums in der deut-schen Erwachsenen-Bevölkerung nach. Welche Auswirkungen ein riskanter bzw. schädli-cher Alkoholkonsum hat, wird nachfolgend erläutert.

3.2 Folgen des Alkoholkonsums

Nicht nur Alkoholabhängigkeit, sondern auch Alkoholmissbrauch und riskanter Konsum kann zu schweren Folgen aufgrund von Unfällen, gesundheitlichen Belastungen sowie im Rausch begangene Straftaten führen.

3.2.1 Alkoholbedingte Morbidität

Wie die WHO verdeutlicht, sind mehr als 200 Krankheiten sowie zahlreiche Unfälle und Verletzungen auf einen riskanten Alkoholkonsum zurückzuführen (WHO 2019b).

So hat das statistische Bundesamt in Zusammenarbeit mit dem Deutschen Institut für Medizinische Dokumentation (DIMDI, DCI-10 Krankheits-Katalog) eine Liste der 17 Krankheiten zusammengestellt, welche ausschließlich alkoholbedingt sind. Dazu gehören u. a. die alkoholbedingte Leberzirrhose, Alkoholgastritis, alkoholische akute Pankreatitis, Alkoholische Kardiomyopathie, psychische und Verhaltensstörungen sowie Degeneration des Nervensystems durch Alkohol, um nur einige zu nennen (Lange et al., 2016, S. 3). Nach Angaben der DHS war die psychische- und verhaltensbezogene Störung, mit 314.211 diagnostizierten Behandlungsfällen im Jahr 2017 die zweithäufigste Hauptdiagnose in deutschen Krankenhäusern (DHS, 2019). Auch hier zeigt sich, dass Männer signifikant häufiger betroffen sind (mit 228.928 Fällen) als Frauen (mit 85.283 Fällen).

Nach Angaben der DHS gehört Alkoholkonsum zu den „Top Ten" der Krebsrisikofaktoren (DHS, 2017a, S. 3). Betrachtet man die Untersuchungen zu den Häufigkeiten von Krebserkrankungen in Verbindung mit Alkoholkonsum, wird deutlich, dass auch hier Korrelationen belegt sind. So sind im Krebsregister (2010) jährlich 13.000 Krebsfälle verzeichnet, welche einen Zusammenhang mit Alkoholkonsum aufweisen (Krebsregister, 2010). Insbesondere in Verbindung mit Tabakkonsum ist das Risiko an einigen Krebsarten, wie Brustkrebs, Darmkrebs, Mundhöhlen- und Rachenkrebs zu erkranken, deutlich erhöht, da sich die schädigenden Wirkungen beider Substanzen verstärken (Zentrum für Krebsregisterdaten, 2019; Schaller, Kahnert & Mons, 2017, S. 26).

Wie bereits erwähnt, gehört die Alkoholabhängigkeit ebenfalls zu den alkoholinduzierten Krankheiten, welche im IDC-10 Krankheitskatalog festgelegt sind. Nach Angaben der DHS liegt die Prävalenz von Alkoholmissbrauch in der deutschen Bevölkerung im Alter von 18 bis 64 Jahren bei ca. 1,6 Mio. (3,1%). Zudem sind 1,7 Mio. (3,4%) Menschen in der deutschen Bevölkerung alkoholabhängig (DHS 2019).

3.2.2 Alkoholbedingte Mortalität

Nach Angaben des RKI sind im Jahr 2014 insgesamt 14.095 Erwachsene an den Folgen alkoholbedingter Erkrankungen verstorben. Allerdings scheint die alkoholassoziierte Mortalität mit dieser Zahl weit unterschätzt zu sein, da für die Ermittlung lediglich die im ICD-10 klassifizierten alkoholbedingten Krankheiten in Verbindung mit der Todesursachenstatistik gebracht und veröffentlicht wurden (Rommel, Saß & Rabenberg, 2016, S. 39).

Dazu gehören die alkoholische Leberzirrhose mit 7.864 Sterbefällen sowie psychische -und Verhaltensstörungen durch Alkohol mit 5.113 Todesfällen (Rommel et al., 2016, S. 38). Denn sowohl alkoholbedingte Unfälle mit Todesfolge, als auch die Mortalität beispielsweise aufgrund von Krebserkrankungen, bei denen schädlicher Alkoholkonsum eine entscheidende Rolle spielt (S. Kap. 5.), sind hier nicht enthalten. Auf der Basis verschiedener Untersuchungen wird die absolute Mortalitätsrate auf 74.000 Todesfälle jährlich geschätzt (Aktionswoche Alkohol, 2019a, DHS, 2018a, S. 12). Bei Betrachtung der Ergebnisse fällt auf, dass insbesondere Männer, mit 75% der Todesfälle, von dieser Problematik betroffen sind. Zudem wird deutlich, dass mit zunehmendem Alter auch die alkoholbedingte Mortalität zunimmt. Wobei die Prävalenz in der Gruppe der 45-55-Jährigen signifikant ansteigt und in der Gruppe der 55-64-Jährigen ihren Höhepunkt erreicht (Rommel et al., 2016, S. 39).

Die Unfallstatistiken des statistischen Bundesamtes verdeutlichen ebenso die Gefahren riskanten bzw. gefährdenden Alkoholkonsums. So sind 4,4% aller Verkehrsunfälle mit Personenschäden im Jahr 2017 auf Alkoholeinfluss zurückzuführen (Destatis, 2018, S. 7, 21). Demnach starben 7,3% aller Verkehrstoten in Deutschland infolge sogenannter Alkoholunfälle (ebd., S. 7).

3.2.3 Soziale, gesellschaftliche und volkswirtschaftliche Auswirkungen

Andauernder Alkoholmissbrauch verändert nachweislich die Persönlichkeit der Betroffenen. Dies zeigt sich z. B. in Form von Reizbarkeit, Unzuverlässigkeit, übertriebener Eifersucht, u. v. m. (DHS, 2017b, S. 13). Demnach kann es neben den individuellen gesundheitlichen Effekten sowohl im familiären Bereich als auch außerhalb der Familie im sozialen Umfeld zu beträchtlichen Problemen kommen (Schaller et al., 2017, S. 63). Vor allem sind die Lebenspartner Alkoholabhängiger erheblichen Belastungen ausgesetzt, welche sich zudem auf deren psychischer und physischer Gesundheit auswirken können (DHS, 2017b, S. 25). Auch Kinder und Jugendliche alkoholabhängiger Elternteile leiden besonders unter der jeweiligen Situation. Sie erleben die Wesensveränderungen ihrer Eltern im Rauschzustand, wie z. B. Aggressionen bis hin zu Gewaltausbrüchen. Ferner müssen Kinder oftmals Verantwortung für ihre jüngeren Geschwister bzw. den Suchtkranken selbst übernehmen. Insgesamt führt dies dazu, dass das Familienleben für die Kinder eher eine Überforderung, Verunsicherung und Vereinsamung darstellt. Zudem ist belegt, dass Kinder alkoholkranker Eltern ein erhöhtes Risiko aufweisen, ebenfalls in eine Alkoholabhängigkeit zu geraten (ebd.).

Da Trunkenheit und unkontrollierter Alkoholkonsum aufgrund einer Alkoholsucht gesellschaftlich eher abgelehnt werden, sind Stigmatisierung und Ausgrenzung und in der Folge soziale Isolation der Betroffenen keine Seltenheit. Hieraus kann sich ein Teufelskreis aufbauen, der zu wiederholtem trinken führt (Ladewig, 2002, S. 43; DHS, 2017a, S. 2). Physische, psychische und kognitive Beeinträchtigungen in Folge eines hohen Alkoholkonsums bzw. einer Alkoholsucht wirken sich auch auf die Arbeitsleistung im Berufsleben bei der Interaktion mit Arbeitskollegen, Geschäftspartnern oder den Vorgesetzten aus (Klein & Schmidt, 2017, S. 72). Hier kann es zu Leistungsminderungen, Arbeitsausfällen und folglich zu Abmahnungen sowie Kündigung kommen (Klein & Schmidt, 2017, S. 72). Der Verlust des Arbeitsplatzes führt wiederum zu finanziellen Schwierigkeiten, welche sich wiederum auf das Familienleben auswirken können. Zudem kann es zu Beeinträchtigungen im Straßenverkehr, zu Verkehrsunfällen und Führerscheinentzug kommen (Soyka &Küfner, 2002, S. 244). Die Kriminalstatistik zeigt, dass ein Großteil aller Straftaten insbesondere der Tötungsdelikte unter Alkoholeinfluss ausgeführt werden (ebd. S. 249).

Durch Unfälle und Krankheiten infolge schädlichen Alkoholkonsums entstehen in Deutschland laut DHS jährliche Gesamtkosten von rund 40 Mrd. Euro (DHS, 2019). Dabei entfallen ca. 9,15 Mrd. Euro auf direkte Kosten im Gesundheitssystem in Form von Krankenhaus-, Pflege-, Rehabilitationskosten sowie auf Kosten, die durch Unfälle und Straftaten verursacht werden, wie Versicherungs-, Justizkosten oder auch Kosten für Polizeieinsätze (Schaller et al., 2017, S. 71).

Des Weiteren entfallen 30,15 Mrd. Euro auf indirekte Kosten für die Volkswirtschaft und das Sozialsystem, welche z. B. durch Produktivitätsausfälle, Erwerbsminderung, Arbeitslosigkeit, Frühverrentung und Pflegebedürftigkeit entstehen (ebd.).

Wie lassen sich ein schädlicher Alkoholkonsum und insbesondere die Entstehung sowie die Manifestation einer Abhängigkeit erklären? Diese Frage wird im Folgenden anhand einiger ausgewählter Theorien und Modelle beantwortet.

3.3 Theorien und Modelle

Verschiedene Modelle und Theorien, vornehmlich biopsychosoziale Modelle, weisen darauf hin, dass sowohl individuelle als auch soziale Determinanten eine wesentliche Rolle spielen.

Grundsätzlich lässt sich das Zusammenspiel verschiedener Faktoren mit Hilfe des Dreiecks-schemas der Bedingungsfaktoren einer Drogenabhängigkeit erklären.

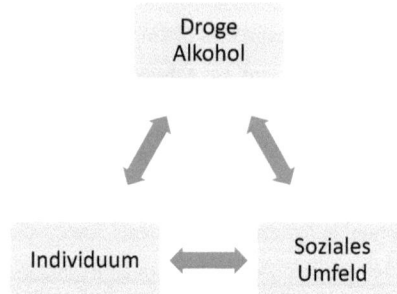

Abb. 1: Das Dreiecksschema zum Bedingungsgefüge der Entstehung einer Abhängigkeit, eigene Darstellung in Anlehnung an Soyka & Küfner, 2008, S. 20.

Wie die Abb. 1 veranschaulicht, stehen die drei Einflussgrößen, das Individuum, das soziale Umfeld sowie die Wirkung der Droge Alkohol, in Beziehung zueinander.

Hinsichtlich der Droge Alkohol ist nicht nur die Wirkung während und nach dem Konsum, sondern auch die Verfügbarkeit ausschlaggebend (Soyka & Küfner, 2008, S. 20). Alkohol ist als Genussmittel ist in Deutschland für Erwachsene uneingeschränkt erhältlich, auch sind die Kosten für alkoholische Getränke hierzulande, im europäischen Vergleich, eher gering (DHS, 2017b, S. 7). Lediglich Kindern und Jugendlichen wird die Erwerbung alkoholischer Substanzen durch das Jugendschutzgesetz (JuSchG) verwehrt bzw. reglementiert (JuSchG, § 9). Im Vergleich zu anderen Ländern und Kulturen, in denen Alkohol aufgrund religiöser Motive sanktioniert wird gehört Deutschland zu den Permissivkulturen, in denen Alkohol produziert sowie entsprechend beworben wird, und das Trinken gesellschaftlich anerkannt ist. Lindenmeyer (2016, S. 31) greift diese Problematik im Rahmen des soziokulturellen Kontextes auf und beschreibt dies als „das Eisbergphänomen einer gestörten Trinkkultur". Dabei mahnt er die fehlende Reglementierung in Bezug auf den Umgang mit Alkohol sowie die mediale Unterstützung dieser gesellschaftlichen Einstellung an. Er weist darauf hin, dass die Prävalenz von Alkoholmissbrauch in Permissivkulturen deutlich höher ist und die Ent-stehung einer Alkoholabhängigkeit dadurch begünstigt wird (ebd., S. 32).

Der sogenannte Suchteisberg nach Lindenmeyer entsteht demnach dadurch, dass Betroffene und deren soziales Umfeld aufgrund allgemeiner Trinknormen die Problematik nicht rechtzeitig erkennen bzw. nicht darauf reagieren (Lindenmeyer, 2016, S.32). Ist es erst zu einer Abhängigkeit gekommen, wird es oftmals schwierig, dem Betroffenen aus der Sucht herauszuhelfen. Die Reaktionen des sozialen Umfeldes auf Trunksucht sind dann eher abweisend, stigmatisierend und haben ein heimliches Trinken als Kompensation sozialer Probleme zur Folge. Dies kann wiederum zu einer Toleranzsteigerung sowie Entwicklung von Entzugserscheinungen führen, welche bezeichnend für eine Alkoholabhängigkeit sind (ebd.). Aus neuropsychologischer Sicht spricht man hier von einer Zwei-Phasen-Wirkung. Demnach setzt bei regelmäßigem Alkoholkonsum nach dem Trinken zunächst eine angenehme Hauptwirkung ein, die jedoch schnell durch eine unangenehme Nachwirkung abgelöst wird. Da dieser unangenehme Effekt länger anhält als der erwünschte, kommt es zum wiederholten Trinken. Diese aufeinander folgenden, sich abwechselnden Phasen führen zu einer sogenannten Auftürmung der unerwünschten Nachwirkungen und gehen sukzessive in Entzugserscheinungen über. Der Betroffene trinkt folglich mehr, um die erwünschten Effekte zu erzielen, was die Toleranz erheblich steigert und dazu führt, dass die Trinkdosis weiter erhöht wird (ebd., S. 27).

Die Wirkmechanismen der Droge Alkohol lassen sich nicht pauschal zusammenfassen. Die Trinkmenge, die Trinkhäufigkeit, die individuellen sowie sozialen Rahmenbedingungen sind von wesentlicher Bedeutung. Auf individueller Ebene kommt es zum einen auf die jeweilige physische und psychische Konstitution an zum anderen aber auch auf genetische Faktoren (Soyka & Küfner, 2008, S. 20 ff).

Wie bereits beschrieben, sind Kinder alkoholabhängiger Eltern später ebenfalls häufig von Alkoholmissbrauch bzw. chronischem Alkoholismus betroffen (Schaller et al., 2017, S. 63). Nach Ladewig handelt es sich hierbei um eine Art „familiärer Risikokonstellation", die nicht selten mit anderen psychischen Störungen, wie Angsterkrankungen und Depressionen einhergehen (Ladewig, 2002, S. 45). Vielfach sind Menschen mit einem gestörten Selbstbild oder anderen Persönlichkeitsstörungen bzw. psychischen Erkrankungen, deren Ursachen teilweise in der frühkindlichen Entwicklung zu finden sind, von einer Suchterkrankung betroffen. Es gibt aber auch Fälle, so Ladewig, in denen vor Beginn der Sucht keine psychischen Auffälligkeiten vorhanden sind, die sich aber im Laufe der Abhängigkeit entwickeln (Ladewig, 2002, S. 41 ff.).

Da Alkohol in geringen Mengen zunächst stimmungsaufhellend sowie enthemmend oder auch beruhigend und entspannend wirkt, kommt der Konsum dieser Substanz häufig als vermeintlicher Problemlöser zum Einsatz (DHS, 2017b, S. 14).

Nach dem Stress-Ansatz von Hurrelmann können möglicherweise innerhalb der verschiedenen sozialen Systeme, wie z. B. der Familie, dem Freundeskreis oder dem Berufsumfeld, unterschiedliche Belastungs- und Stress-Situationen auftreten, welchen der Betroffene scheinbar hilflos gegenübersteht. Der Alkoholkonsum wird dann als Coping-Strategie eingesetzt (Soyka & Küfner, 2008, S. 88 f.).

Zusammenfassend ist festzustellen, dass sich die individuelle Ebene nicht von der sozialen Ebene im Bedingungsgefüge trennen lässt.

Aus den dargestellten Modellen und Theorien lassen sich nicht nur Behandlungs- und Therapieansätze, sondern auch Handlungsanweisungen zur Prävention dieser Problematik ableiten. Inwieweit dies bereits geschehen bzw. umgesetzt ist, wird nachfolgend erörtert.

4 Präventionsmaßnahmen und Handlungsanweisungen

Die dargelegten Daten und Fakten legen nahe, dass Prävention in Bezug auf die vorliegende Problematik nach wie vor notwendig ist. Bereits im Jahr 1986 machte die WHO auf diesen Sachverhalt aufmerksam und forderte die Entwicklung umfangreicher Strategien und Maßnahmen auf globaler, nationaler sowie regionaler Ebene zur Verminderung alkoholbedingter Folgen (GVG, 2015, S.7). So einigten sich die Delegationen der 193 Mitgliedstaaten der WHO auf der Weltgesundheitsversammlung (2010) auf eine globale Strategie und der „Global action plan for the prevention an control of non-communicable diseases 2013-2020" wurde verabschiedet (WHO, 2019a). Ebenso wurde in der europäischen Region der WHO ein „Handlungsrahmen für Alkoholpolitik" auf Grundlage zweier Aktionspläne (1992-1999 und 2000-2005) sowie der „European Charter on Alcohol" (1995) formuliert (WHO, 2006, S. 1).

Auch in Deutschland gibt es eine Reihe von Maßnahmen, die der Alkoholprävention dienen. Es wurden einige Gesetze verabschiedet, die den Alkoholkonsum in bestimmten Bereichen verringern. Dazu gehören z. B. die §§ 24a (1998) und 24c (2007) des

Straßenverkehrsgesetzes, in denen die Promillegrenze von 0,5‰ sowie ein striktes Alkohol-verbot für Fahranfänger und unter 21-jährige Autofahrer geregelt sind (Schaller et al., 2017, S. 77).

Ferner regelt das Jugendschutzgesetz § 4 das Abgabeverbot von Branntwein an Minderjäh-rige sowie das Abgabeverbot aller alkoholischer Getränke an unter 16-Jährige (1985) (Schal-ler et al., 2017, S. 77). Auch die Verabschiedung des Präventionsgesetzes (2015), welches u. a. die Bereitstellung von jährlich 300 Millionen Euro für die Prävention in sämtlichen Lebenswelten sowie einer Unterstützung von Selbsthilfegruppen sicherstellt, leistet einen Beitrag zur Alkoholprävention. (ebd.).

Des Weiteren wurden von einer Arbeitsgruppe des „Kooperationsverbundes zur Weiterent-wicklung des nationalen Gesundheitszieleprozesses" (gesundheitsziele.de) entsprechende Ziele und Teilziele zur Reduzierung des Alkoholkonsums ausgearbeitet, welche nachfolgend kurz dargestellt werden (GVG, 2015, S. 7).

4.1 Das Nationale Gesundheitsziel

Im Nationalen Gesundheitsziel „Alkoholkonsum reduzieren" wird Alkoholkonsum als eines der gravierendsten vermeidbaren Gesundheitsrisiken in Deutschland bezeichnet (GVG, 2015, S. 3). Demzufolge sind folgende 14 Ziele ausgearbeitet worden (GVG, 2015, S. 7 ff.):

1. Das Problembewusstsein in Politik und Gesellschaft ist gesteigert.
2. Die gesellschaftliche Akzeptanz des riskanten Alkoholkonsums und des Rauschtrinken ist reduziert.
3. Die Zahl der Frauen, die während der Schwangerschaft und Stillzeit keinen Alkohol trin-ken ist erhöht.
4. Bei Jugendlichen und jungen Erwachsenen sind Alkoholkonsum und Rauschtrinken re-duziert.
5. Alkoholprobleme werden frühzeitig erkannt und angesprochen. Die Frühintervention ist sichergestellt.
6. Die Individualisierung der Beratungs- und Behandlungsmöglichkeiten durch passgenaue Angebote (z. B. altersgerechte Angebote, Berücksichtigung geschlechterspezifischer In-halte, Spezifizierung der Angebote hinsichtlich der Fallschwere und besonderer Behand-lungsbedarfe wie z. B. Komorbidität, Teilhabebedarfe) ist optimiert.

7. Die berufliche (Re-) Integration von Menschen mit alkoholbezogenen Störungen ist entsprechend ihrer jeweiligen Leistungsfähigkeit sichergestellt.

8. Gemeinsames Handeln der Akteure ist sichergestellt und die unterstützenden Strukturen zur Vernetzung sind vorhanden.

9. Lebenswelten werden gesundheitsförderlich gestaltet.

10. Arbeitsplätze sind alkoholfrei.

11. Fahren unter Alkoholeinfluss ist verringert.

12. Weniger Schädigungen entstehen unter Alkoholeinfluss.

13. Suchtbelastete Familien und ihre Kinder sind unterstützt.

14. Schäden als Folge chronischer Alkoholabhängigkeitserkrankungen sind reduziert.

Nach Angaben des Bundesministeriums für Gesundheit (BMG) erarbeitet derzeit eine Arbeitsgruppe unter anderem Empfehlungen für verhältnis- und verhaltenspräventive Maßnahmen zur Umsetzung der Ziele (BMG, 2019).

4.2 Handlungsempfehlungen

Nachdem nun einige der bereits bestehenden Präventionsmaßnahmen erläutert wurden, sollen nachfolgend einige Defizite hinsichtlich der Verhältnis- sowie Verhaltensprävention aufgezeigt werden. Grundsätzlich sollten sich Verhaltens- und Verhältnisprävention gegenseitig ergänzen (Schaller et al., 2017, S. 77). Für ein besseres Verständnis werden diese beiden Begriffe anschließend definiert und bezugnehmend auf die vorliegende Problematik erläutert.

4.2.1 Verhältnisprävention

Im Rahmen der Verhältnisprävention werden die Umweltbedingungen auf der sozialen, ökonomischen, kulturellen sowie ökologischen Ebene, die einen indirekten Einfluss auf das Gesundheitsverhalten sowie die Entstehung von Krankheiten haben, beeinflusst (Hurrelmann, Klotz & Haisch, 2010, S. 39).

Betrachtet man die unter 4.1 genannten Gesundheitsziele, wird deutlich, dass hier eher verhaltenspräventive Maßnahmen im Vordergrund stehen. Themenfelder wie z. B.

Verringerung bzw. Vermeidung von Alkoholwerbung oder Preis- und Steuererhöhungen auf alkoholische Getränke finden keine Beachtung.

Gerade in Bezug auf die Werbung in öffentlichen Medien bzw. den Einsatz von Massenmedien zu Werbezwecken (Fernsehen, digitale Medien, Printmedien) wird Alkoholkonsum immer noch als unverzichtbarer Bestandteil eines glücklichen und zufriedenen Lebensgefühls dargestellt (Soyka & Küfner, 2008, S. 89).

Hinsichtlich der Preis- und Steuerpolitik fällt auf, dass Alkohol hierzulande sehr günstig ist. Wie unter 3.3 angedeutet, hat das Preisgefüge unmittelbare Auswirkungen auf das Konsumverhalten der Bevölkerung (Schaller et al., 2017, S. 79). Betrachtet man die deutschen Alkoholsteuern im europäischen Vergleich liegen die Steuern gerade für Bier (0,09 €/l) und für Branntwein (5,21 €/l) größtenteils weit unter den Alkoholsteuern anderer Länder (Schaller et al., 2017, S. 79).

Hier sind politische Entscheidungen von Nöten, denn solange es keine Regeln in Bezug auf Preis, Beschaffung und Werbung gibt, ist ein gesellschaftliches Umdenken hinsichtlich des Alkoholkonsums sowie der allgemeinen Akzeptanz von Alkoholkonsum kaum vorstellbar.

4.2.2 Verhaltensprävention

Mit der Verhaltensprävention in Form von Aufklärungskampagnen, Beratungs- und Therapieangeboten sowie Präventionsprogrammen soll das individuelle (Risiko-)Verhalten in Bezug auf die Gesundheit beeinflusst bzw. verändert werden (Schaller et al., 2017, S. 77; Hurrelmann et al., 2010, S. 89).

In Deutschland werden zahlreiche Projekte im Rahmen der Verhaltensprävention angeboten, deren Zielgruppe vorwiegend Kinder, Jugendliche und junge Erwachsene sind.

Gerade in Bezug auf das Erreichen des Nationalen Gesundheitsziels „Alkohol reduzieren" soll auf zwei beispielhafte Projekte hingewiesen werden, welche sich speziell an Erwachsene richten. Die „Aktionswoche Alkohol" sowie die Kampagne „Kenn dein Limit" dienen der Aufklärung, Information und Selbstreflexion über das eigene Trinkverhalten, um riskanten Alkoholkonsum zu reduzieren (Aktionswoche Alkohol, 2019).

Die „Aktionswoche Alkohol", die von der DHS initiiert wurde, findet alle zwei Jahre statt. Durch das große Engagement Freiwilliger z. B. aus Selbsthilfegruppen, Arztpraxen,

Fachkliniken, Apotheken u. v. m. finden bundesweit an vielen verschiedenen Orten alkohol-präventive Aktionen statt (Aktionswoche Alkohol, 2019).

Hier werden Menschen persönlich angesprochen und über die Problematik informiert. Im Fokus dieser Kampagne stehen die Botschaften: „Weniger Alkohol ist besser" und „Null Promille auf der Arbeit und im Straßenverkehr" (Aktionswoche Alkohol, 2019). Angesichts der Reichweite der Kampagne wäre es sinnvoll die Frequenz der Aktionswoche zu erhöhen und diese jährlich stattfinden zu lassen. Würden mehr Städte und Gemeinden für die Durch-führung gewonnen, erreichten die Botschaften deutlich mehr Menschen.

Die Jugendkampagne „Alkohol? Kenn dein Limit", initiiert von der Bundeszentrale für ge-sundheitliche Aufklärung, welche als Plattform der Verbreitung vorwiegend das Internet nutzt (www.kenn-dein-limit.de), gibt es nicht nur für Jugendliche ab 16 Jahren, sondern auch speziell für Erwachsene. Die Erwachsenenkampagne setzt sich aus den drei Bereichen In-formation, Testen und Handeln zusammen. Sie dient der Aufklärung über die gesundheitli-chen Folgen eines riskanten Alkoholkonsums und bietet aktuelle Daten und Fakten sowie Tipps für ein risikoarmes Trinkverhalten. Hier gibt es Informationen sowohl für die Allge-meinbevölkerung als auch für bestimmte Zielgruppen, wie z. B. Schwangere, Eltern oder ältere Personen. Nutzer der Plattform können verschiedene Online-Tests durchzuführen, u. a. um das eigene Trinkverhalten besser einzuschätzen und ggf. zu verändern. Des Weiteren gibt es hier die Möglichkeit neben dem Angebot einer Telefon- und E-Mail-Beratung eine Beratungsstelle in der Wohnumgebung des Betroffenen zu finden (BZgA, 2019d). Voraus-setzung für die Inanspruchnahme dieser Angebote ist die Nutzung des Internets. Personen wie z. B. Senioren, die keine oder nur wenig digitale Medien nutzen, werden hiermit nicht erreicht.

Die beiden vorgestellten Präventionskampagnen sind sehr umfangreich, informativ und rich-ten sich an verschiedene Zielgruppen, jedoch sind diese Großkampagnen bisher scheinbar nicht evaluiert worden. Daher ist nicht sicher, ob jeweilige Zielgruppen überhaupt erreicht werden.

4.2.3 Besonders relevante Zielgruppen

Schaut man sich die aktuelle Datenlage unter Berücksichtigung der angebotenen Präventi-onsmaßnahmen an, wird deutlich, dass insbesondere eine Zielgruppe hinsichtlich der vorliegenden Problematik wenig Beachtung findet. Während Jugendliche und junge Erwachsene eher vorrangig behandelt werden, gibt es kaum Angebote für ältere Menschen.

Dabei sind Alkoholprobleme keine Frage des Alters. Ganz im Gegenteil, auch in höherem Alter kann riskanter Alkoholkonsum zu Abhängigkeit und schweren gesundheitlichen Folgen führen (DHS, 2017b, S. 31). Die empirischen Befunde zeigen, dass die Prävalenz eines riskanten Alkoholkonsums, insbesondere bei Männern mit zunehmendem Alter ansteigt (Lange et al., 2016, S. 10).

Gerade ältere Menschen sind verschiedenen Determinanten und Risikofaktoren ausgesetzt, welche sich negativ auf das Alkoholkonsumverhalten bzw. dessen Folgen auswirken können (BZgA, 2018, S. 1).

Einschneidende Veränderungen wie der Übergang in den Ruhestand, verbunden mit dem Gefühl nicht mehr gebraucht zu werden oder der Verlust des Ehepartners, aber auch Vereinsamung, Multimorbidität oder verschiedene Ängste können dazu führen, dass vermehrt Alkohol getrunken wird. Möglicherweise verstärkt sich ein bereits bestehender riskanter Alkoholkonsum und führt in eine Abhängigkeit (BZgA, 2018, S. 1).

Aufgrund der körperlichen Veränderungen im Alter kann ein übermäßiges Trinkverhalten schwerwiegende Probleme mit sich bringen. So sorgt der verringerte Wasseranteil im Körper älterer Menschen dafür, dass die Blutalkoholkonzentration höher ist als bei jungen Menschen, des Weiteren kann die Leber den aufgenommenen Alkohol infolge des verlangsamten Stoffwechsels nicht mehr so schnell abbauen (BZgA, 2018, S. 1 f). Eine weitere Gefahr liegt in der Wechselwirkung von einigen Krankheiten und Alkohol sowie von Medikamenten und Alkohol, die oft nicht erkannt oder unterschätzt wird (DHS, 2013, S. 23). Insbesondere die Wirkung psychoaktiver Medikamente, wie Schlaf- und Beruhigungsmittel oder Antidepressiva wird durch Alkohol intensiviert. Ebenso können sich diverse Nebenwirkungen durch das Alkoholtrinken verstärken (DHS, 2013, S. 23). Auch die Sturz- und Unfallgefahr steigt (BZgA, 2018, S.2).

Oftmals werden bestehende gesundheitliche Probleme auf das Alter zurückgeführt, ohne diese mit dem Alkoholkonsum in Verbindung zu bringen. Manche körperlichen und psychischen Beschwerden lassen sich möglicherweise durch einen Verzicht bzw. einer Verringerung des Alkoholkonsums beseitigen (ebd.). Aufgrund der bereits beschriebenen altersbezogenen Probleme sowie der sich verändernden Altersstruktur durch den demografischen

Wandel ist davon auszugehen, dass der Anteil der Älteren, die von Alkoholmissbrauch und -sucht betroffen sind, weiter ansteigt (Soyka & Küfner, 2008, S. 113). Demzufolge besteht gerade hinsichtlich der Zielgruppe der Senioren erhöhter Handlungsbedarf.

Wie lässt sich dies umsetzen? Neben der Aufklärung über gesundheitliche Risiken des Alkoholtrinkens, sollte verstärkt das persönliche Umfeld der Betroffenen in die Pflicht genommen werden (BZgA, 2018, S.2). Das heißt, nicht nur die Familie oder ggf. das Pflegepersonal sollte aufmerksam sein und mit dem Betroffenen das Thema besprechen und ihn unterstützen, sondern auch beteiligte Hausärzte und Fachärzte müssen sich verstärkt der Thematik annehmen (BZgA, 2018, S.2). Möglicherweise helfen moderne Konstrukte des Zusammenlebens. Beispielsweise könnte das Leben in Senioren-Wohngemeinschaften (Mehrgenerations-WGs) den älteren Menschen eine neue Aufgabe geben. Dementsprechend kann dies gegen Vereinsamung oder der Entwicklung von Ängsten und somit indirekt bei Verringerung des Alkoholkonsums helfen. Eine Resilienzstärkung durch mehr Aktivität, Kommunikation sowie Aufklärung im Alter kann im Rahmen der Prävention und Gesundheitsförderung hilfreich sein.

An dieser Stelle soll auch auf die Zielgruppe der Berufstätigen aufmerksam gemacht werden. Wie unter 3.2.3 beschrieben beeinflusst übermäßiger Alkoholkonsum auch die Arbeitswelt der Betroffenen und hat schwerwiegende Folgen. Nach Angaben der DHS sind ca. 5% der Arbeitnehmer und 10% der Führungskräfte in Deutschland alkoholabhängig. Zudem konsumieren ca. 10% der Arbeitnehmer Alkohol in riskanten Mengen. Dies führt zu alkoholbedingten Fehlzeiten, verminderter Arbeitsleistung, erhöhter Unfallgefahr u. v. m. (DHS, 2019a, S. 2 f). Da es keine gesetzlich vorgeschriebenen Regelungen in Bezug auf diese Problematik gibt, sind die Arbeitgeber im eigenen Interesse gefordert Maßnahmen zu ergreifen. Im Rahmen des Projektes „European Workplace and Alcohol" wurde aufgrund der Untersuchung von Suchtprävention in europäischen Unternehmen ein Maßnahmenkatalog entwickelt, welcher Anleitungen zur Entwicklung sowie Implementierung von alkoholbezogener Gesundheitsförderung und Prävention in Betrieben anbietet (DHS, 2019a, S. 10, Eurocare, 2019). Erprobt und evaluiert in jeweils fünf Unternehmen der teilnehmenden Länder wurden die daraufhin entwickelten und durchgeführten suchtpräventiven Maßnahmen mit 86% der Befragten für nützlich befunden (DHS, 2019a, S. 10). Demzufolge ist es bedeutsam Alkoholprävention, nach dem Setting-Ansatz, in den Betrieben anzubieten.

5 Fazit und Ausblick

Zusammenfassend ist festzustellen, dass der Alkoholkonsum in Deutschland mit einem Pro-Kopf-Konsum von 11,6 Litern als deutlich zu hoch anzusehen ist. Wesentliche Indikatoren für das Trinken sind das Alter, das Rauchverhalten sowie das Geschlecht. Der soziale Status wirkt sich nur unwesentlich auf den Alkoholkonsum aus.

Wie bereits dargelegt wurde, steigt die Prävalenz des Alkoholkonsums bei den Männern mit zunehmendem Alter signifikant an, bei den Frauen verhält sich der Alkoholkonsum etwas anders, hier ist die Gruppe der 50-59-Jährigen besonders betroffen. Es wurde belegt, dass das Trinken von Alkohol in riskanten bzw. schädlichen Mengen mit einem erhöhten gesundheitlichen Risiko korreliert.

So sind allein 17 alkoholinduzierte Krankheiten identifiziert worden und weitere (ca. 200), wie z. B. einige Krebserkrankungen, werden mit Alkoholkonsum in Verbindung gebracht. Alkohol, als berauschende und suchterzeugende Substanz, kann zudem die Entstehung einer Abhängigkeit auslösen, deren Folgen neben schwerwiegenden individuellen gesundheitlichen Beeinträchtigungen und beschriebenen Krankheiten auch beträchtliche soziale und gesellschaftliche Auswirkungen in Familie oder Beruf mit sich bringen. Gerade Lebenspartner und insbesondere die Kinder der Betroffenen leiden unter der Situation bzw. den wirtschaftlichen und sozialen Folgen, wie z. B. Stigmatisierung oder auch finanzielle Einbußen durch den Verlust des Arbeitsplatzes des Betroffen. Zudem neigen Kinder Alkoholabhängiger häufig dazu, aufgrund der Vorbildfunktion der Eltern und ggf. genetischer Faktoren später ebenfalls in eine Sucht hineinzugeraten.

Des Weiteren entstehen durch die Effekte des übermäßigen Alkoholtrinkens infolge von Unfällen, erhöhter Krankheitslast, vorzeitiger Sterblichkeit und folglich Produktivitätsverlusten hohe volkswirtschaftliche Kosten. Um Kosten zu senken, wurden in Deutschland bereits eine Reihe von Präventionsmaßnahmen, welche den Alkoholkonsum senken sollen, initiiert und umgesetzt.

So hat das „Nationale Gesundheitsziel Alkohol reduzieren" den Weg in die gesundheitspolitischen Bemühungen gefunden. Überwiegend Kinder- und Jugendkampagnen werden zur Aufklärung über die Wirkung von Alkohol durchgeführt. Die dargelegten Prävalenzzahlen belegen, dass Prävention in der Jugendarbeit von besonderer Bedeutung ist. Jedoch fällt auf, dass z. B. die Gruppe der Senioren, insbesondere vor dem Hintergrund des demografischen Wandels, keine große Beachtung findet.

Gerade Senioren sind verschiedenen Faktoren ausgesetzt, die leicht in eine Alkoholsucht führen können. Zudem kann die Wirkung des Alkohols in Verbindung mit bestehenden Krankheiten sowie Medikamenteneinnahmen verstärkt sein bzw. es kann zu gefährlichen Wechselwirkungen kommen.

Beispielhafte Projekte, wie das oben aufgeführte „Alkohol? Kenn Dein Limit!" oder die „Aktionswoche Alkohol" sollten verstärkt auch für Senioren angeboten werden. Wichtig ist dabei zu beachten, dass diese Zielgruppe in ihren Settings erreicht wird. Mögliche Ansatzpunkte sind die Familie, Seniorenheimen oder neue gemeinschaftliche Wohnmodelle. Ferner ist die Gruppe der Berufstätigen wegen der schwerwiegenden Auswirkung übermäßigen Trinkens bzw. einer Alkoholabhängigkeit stärker in den Fokus alkoholbezogener Prävention und Gesundheitsförderung in den Unternehmen zu rücken.

Hinsichtlich der Zielformulierung der vorliegenden Arbeit ist abschließend festzustellen, dass aufgrund der hohen Prävalenzen und den immensen gesundheitlichen, sozialen und gesellschaftlichen Folgen ein erhöhter Handlungsbedarf in Bezug auf sinnvolle Präventionsmaßnahmen besteht. Da das Trinken von Alkohol, wie bereits beschrieben in Deutschland eine hohe Akzeptanz aufweist, wäre ein gesamtgesellschaftliches Umdenken angemessen. Dies erfordert mindestens eine Entwicklung weiterer gesundheitspolitischer Maßnahmen, vornehmlich in den Bereichen der Verhältnisprävention hinsichtlich des Bezugs alkoholischer Getränke, der Werbung sowie der Preisgestaltung und eine zielgruppengerechtere Verhaltensprävention.

Während der Recherche über aktuelle Daten und Fakten zeigte sich zudem, dass es nur wenige repräsentative deutsche Studien gibt, die öffentlichen Zugriff erlauben. Des Weiteren greifen viele Studien und wissenschaftliche Berichte über die vorliegende Problematik hauptsächlich auf die auch in der vorliegenden Arbeit genutzten Daten der DEGS-Studien zurück. Dies deutet auf einen erhöhten Forschungsbedarf hin, insbesondere hinsichtlich der Ermittlung der Gründe des Trinkens bestimmter Zielgruppen, wie z. B. die der gut situierten Frauen mittleren Alters. Die Anwendung qualitativer Forschungsmethoden könnte hilfreich sein, um zielgruppengerechtere und detaillierte Daten und Fakten zur vorliegenden Thematik zu erhalten und darauf aufbauend spezifische Maßnahmen entwickeln zu können. Auch wäre eine aussagekräftige Evaluation angebotener Präventions-Kampagnen sinnvoll.

6 Literaturverzeichnis

Aktionswoche Alkohol (2019). *Aktionswoche Alkohol 2019. Alkohol? Weniger ist besser! Ziele und Hintergrund der Aktionswoche.* Abgerufen am 19.August 2019 von https://www.aktionswoche-alkohol.de/die-aktionswoche/ziele-und-hintergrund/

Aktionswoche Alkohol (2019a). *Aktionswoche Alkohol 2019. Alkohol? Weniger ist besser! Hiuntergrund Alkohol. Gesundheit.* . Abgerufen am 19. August 2019 von www.aktionswoche.alkohol.de: https://www.aktionswoche-alkohol.de/hintergrund-alkohol/gesundheit/

Anderson, P, Møller &. Galea, G. (2012). *Alcohol in the European Union. Consumption, harm and policy approaches.* WHO.

BZgA - Bundeszentrale für gesundheitliche Aufklärung (2018). *ALKOHOL SPIEGEL. Alkohol im Alter-ein unterschätztes Problem. Hintergrundinformationen zur Alkoholprävention der Bundeszentrale für gesundheitliche Aufklärung* . BZgA

BMG - Bundesministerium für Gesundheit (2019). *Gesundheitswesen. Gesundheitsziele.* Abgerufen am 19. August 2019 von https://www.bundesgesundheitsministerium.de/themen/gesundheitswesen/gesundheitsziele.html

BzgA - Bundeszentrale für gesundheitliche Aufklärung (2019a). *Alkohol?Kenn dein Limit! Alkohol in Zahlen.* Abgerufen am 19. August 2019 von https://www.kenn-dein-limit.info/alkohol-in-zahlen.html

BzgA - Bundeszentrale für gesundheitliche Aufklärung (2019b) *Alkohol?Kenn dein Limit!.* Abgerufen am 19.August 2019 von https://www.kenn-dein-limit.info/was-ist-alkohol.html

BzgA - Bundeszentrale für gesundheitliche Aufklärung (2019c). *Alkohol? Kenn dein Limit! Informier dich. Rauschtrinken ist riskant.* Abgerufen am 19.August 2019 von https://www.kenn-dein-limit.info/rauschtrinken.html

BzgA - Bundeszentrale für gesundheitliche Aufklärung (2019d). *Alkohol? Kenn dein Limit! Bewusst genießen - im Limit bleiben.* Abgerufen am 20. August 2019 von https://www.kenn-dein-limit.de/

Destatis - Statistisches Bundesamt (2018). *Verkehrsunfälle. Unfälle unter Einfluß von Alkohol und anderen berauschenden Mitteln im Straßenverkehr.* Wiesbaden: Sastisches Bundesamt.

Destatis - Statistisches Bundesamt (2019). *Annähernder Verbrauch alkoholischer Getränke in Deutschland.* Abgerufen am 19. August 2019 von https://www.destatis.de/DE/Themen/Staat/Steuern/Verbrauchsteuern/Tabellen/alkoholische-getraenke.html

DGE - Deutsche Gesellschaft für Ernährung (2019). *Von Prävention durch moderaten Alkoholkonsum.* Abgerufen am 19. August 2019 von https://www.dge.de/presse/pm/praevention-durch-moderaten-alkoholkonsum/

DHS - Deutsche Hauptstelle für Suchfragen e. V. (2013). *Alkohol, Medikament, Tabak. Informatioenn für die Altenpflege.* Hamm: DHS.

DHS - Deutsche Hauptstelle für Suchtfragen e. V. (2017a). *Alkohol. Basisinformationen.* Hamm: DHS.

DHS - Deutsche Hauptstelle für Suchfragen e. V. (2017b). *Basisinfo Alkohol.* Hamm: DHS.

DHS - Deutsche Hauptstelle für Suchfragen e. V. (2018a). *Alkohol.* Hamm: DHS.

DHS - Deutsche Hauptstelle für Suchfragen e. V. (2018b). *Die Sucht und ihre Stoffe. Eine Informationsreihe über die gebräuchlichsten Drogen und Suchtsubstanzen. Alkohol. Was er ist. Was ihn gefährlich macht. Wie eine Sucht entsteht.* Hamm: DHS

DHS - Deutsche Hauptstelle für Suchfragen e. V. (2019). *Alkohol am Arbeitsplatz. Die Auswirkungen von Alkoholkonsum.* Hamm: DHS

DHS - Deutsche Hauptstelle für Suchfragen e. V. (2019a). *Daten/Fakten. Alkohol.* Abgerufen am 19. August 2019 von https://www.dhs.de/datenfakten/alkohol.html

DIMDI - Deutsches Institut für Medizinische Dokumentation und Information (2018). *ICD-10-GM Version 2018.* Abgerufen am 19.August 2019 von https://www.dimdi.de/static/de/klassifikationen/icd/icd-10-gm/kode-suche/htmlgm2018/block-f10-f19.htm

DVG - Gesellschaft für Versicherungswissenschaft und -gestaltung e. V. (2015). *Nationales Gesundheitsziel "Alkoholkonsum reduzieren".* Abgerufen am 19. August 2019 von http://gesundheitsziele.de/cgi-bin/render.cgi?__cms_page=nationale_gz_alkoholkonsum: GVG.

Eurocare (2019). *The European Workplace and Alcohol Projekt - EWA (2011-2018).* Abgerufen am 19. August 2019 von https://www.eurocare.org/projects.php?sp=the-european-workplace-and-alcohol-project-ewa-2011-2013-

Fachverband Sucht e. V. (2019). *Vom Genuss zur Abhängigkeit.* Abgerufen am 19. August 2019 von https://www.sucht.de/vom-genuss-zur-abhaengigkeit.html

Gomes de Matos, E., Atzendorf, J., Kraus, L. & Piontek, D. (2016). *Substanzkonsum in der Algemeinbevölkerung in Deutschland. Ergebnisse des epidemiologischen Suchtsurveys 2015.* Hogrefe.

Hurrelmann, K., Klotz, T. & Haisch, J (Hrsg.) (2010). *Prävention und Gesundheitsförderung.* 3., vollständig überarbeitete und erweiterte Auflage. Bern: Hans Huber, Hogrefe AG.

Klein, R. & Schmidt, G (2017). *Alkoholabhängigkeit.* Heidelberg: Carl-Auer Verlag GmbH.

Kreider, C &. Rummel, C. (2018). *Alkohol und gesundheitliche Risiken.* Hamm: DHS

Ladewig, D. (2002). *Sucht und Suchtkrankheit. Ursachen, Symptome, Therapien.* München: C. H. Beck.

Lange C, Manz. K., Rommel A., Schienkiewitz, A. & Mensink G. (2016). *Alkoholkonsum in Deutschland: Riskante Trinkmengen, Folgen und Maßnahmen. Journal of Health Monitouring.* Berlin: RKI

Lindenmeyer, J. (2016). *Alkoholabhängigkeit.* 3. überarbeitete Auflage. Göttingen: Hogrefe Verlag GmbH & Co KG.

Rommel, A., Saß, A.-C. &. Rabenberg, M. (2016). *Alkoholbedingte Mortalität bei Erwachsenen.* Berlin: RKI.

Schaller, K., Kahnert, S & Mons, U. (2017). *Alkoholatlas. Deutschland 2017.* Heidelberg: dkfz - Deutsches Krebsforschungszentrum.

Seitz, H. K., Lesch, M., Spanagel, R., Beutel, M & Redecker, T. (2013). *Alkohol-Abhängigkeit. Suchtmedizinische Reihe. Band 1.* 5. vollständig überarbeitete und neugestaltete Auflage. Hamm: DHS.

Soyka, M. & Küffner, H. (2008). *Alkoholismus - Missbrauch und Abhängigkeit. Entstehung - Folgen - Therapie.* 6. vollständig überarbeitete Auflage. Stuttgart: Georg Thieme Verlag KG.

WHO - Worl Health Organisation (2006). *European Charta on Alcohol.* Kopenhagen: WHO- Regionalbüro.

WHO - World health Organisation (2018). *Alcohol. Global Status Report on Alcohol and Health 2018.* WHO.

WHO - World Health Organisation (2018). *Global status report on alcohol and health.* WHO.

WHO - Worl Health Organisation (2019a). *Management of substance abuse. Alcohol.* Abgerufen am 19. August 2019 von https://www.who.int/substance_abuse/facts/alcohol/en/

WHO - Worl Health Organisation (2019b). *Alcohol. Key Facts.* Abgegrufen am 19. August 2019 von https://www.who.int/news-room/fact-sheets/detail/alcohol

ZfKD - Zentrum für Krebsregisterdaten (2019). *Alkohol verursacht jährlich etwa 13.000 Krebsfälle in Deutschland.* Abgerufen am 19. August 2019 von https://www.krebsdaten.de/Krebs/DE/Content/ZfKD/Archiv/alkohol_risikofaktor.html

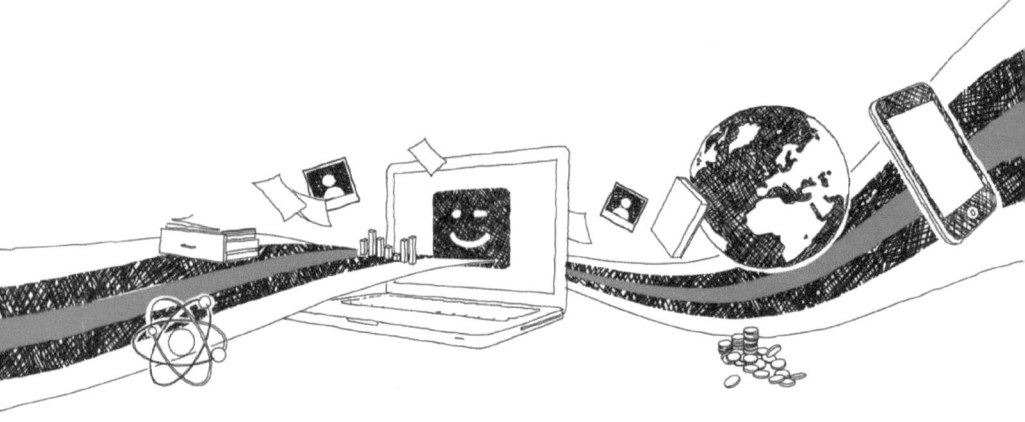
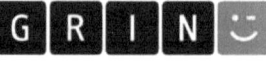